DE

# LA STABULATION

PERMANENTE.

DE LA

# STABULATION PERMANENTE,

OU

## ESSAI SUR CES QUESTIONS :

DÉTERMINER LES CAS OU IL EST AVANTAGEUX DE TENIR CONSTAMMENT LES BÊTES BOVINES A L'ÉTABLE, SELON L'AGE, LE SEXE, LES RACES ET LES GENRES DE SERVICE; INDIQUER LES MOYENS LES PLUS ÉCONOMIQUES DE LES Y NOURRIR, SPÉCIALEMENT QUAND IL Y A DISETTE DE FOURRAGE DE PRAIRIES; FAIRE CONNAÎTRE LES SOINS HYGIÉNIQUES PARTICULIERS QUE LE BÉTAIL EXIGE DANS CET ÉTAT.

*Mémoire qui a remporté le Prix*

*PROPOSÉ PAR LA SOCIÉTÉ ROYALE D'AGRICULTURE, HISTOIRE NATURELLE ET ARTS UTILES DE LYON, EN 1833.*

E allor gli armenti al fieno delle stalle
Campano, e i tedj della lunga carcere
Pigliano in buona parte, e così vivono.

(Trad. ital. del PROED. RUST., lib. III)


PAR J. C. FAVRE D'ÉVIRES,

MÉDECIN-VÉTÉRINAIRE DE LA RÉPUBLIQUE ET CANTON DE GENÈVE, MEMBRE DE LA SOCIÉTÉ VAUDOISE DES SCIENCES MÉDICALES, ETC.



LYON.

IMPRIMERIE DE J. M. BARRET.

1834.

# DE
# LA STABULATION
## PERMANENTE,

PAR

*J. C. Favre d'Evires,*

MÉDECIN-VÉTÉRINAIRE DE LA RÉPUBLIQUE ET CANTON DE GENÈVE, ETC.;

**OUVRAGE COURONNÉ**

Par la Société d'Agriculture, Histoire naturelle et Arts utiles de Lyon,

EN 1833.

---

C'est un riche tableau de la vie champêtre que les troupeaux de vaches suisses, noires, rouges, bigarrées, à la grande taille, au poil luisant, aux membres charnus, aux formes arrondies, pâturant sur les pelouses élevées, où elles vivent douces, familières et presque les compagnes de l'*Armaly*.

De nombreux troupeaux épars sur d'abondans pâturages offrent toujours un beau spectacle, et c'est jouir d'une belle scène champêtre que de voir, sur les hautes montagnes de l'Auvergne, les vaches de propriétaires différens paître en commun, se séparer à l'heure déterminée pour se rendre au *mazut*, y apporter le tribut de leur lait, et recevoir en échange quelques grains de sel. Beaucoup plus nombreux et plus libres, de grands troupeaux vivent sans gardiens dans les forêts de l'Amérique septentrionale, et vont aussi chaque jour, à l'heure convenue, recevoir un épi de maïs, et se faire décharger de leur lait.

L'origine de la domesticité du gros bétail se perd dans la nuit des temps. Cette longue série de siècles a modifié les races, les a façonnées pour la servitude ; mais la toute-puissance du temps, aidée par les soins constans et l'intelligente activité des hommes, n'a pu éteindre dans les individus l'amour de la liberté. Quand le cornet du pâtre appelle les vaches du village pour les conduire aux champs, leur impatience témoigne la joie d'échapper au lien de l'étable, et les vaches qui sont habituées à estiver sur les Alpes, beuglent et dédaignent le foin de la crêche, lorsque le temps de l'ascension est arrivé.

Pourquoi de nombreux troupeaux, toujours en plein air, ou n'ayant qu'un demi-abri, bravent-ils les chaleurs étouffantes et les émanations marécageuses du littoral de l'Italie, la *mal'aria* des maremmes, l'atmosphère humide et brumeuse de l'Angleterre, les vents secs et froids des plaines sablonneuses de la Haute-Tartarie, les essaims de moustiques des vastes savannes de l'Amérique, etc.? C'est l'état de liberté dans lequel ils vivent qui leur donne la force de résister, sous des climats si différens, à tant de causes insalubres.

Un air pur, un exercice modéré sont les lois élémentaires de tout code hygiénique : sur les pâturages, les troupeaux jouissent de ces conditions de la santé. C'est tout le contraire pour les vaches constamment nourries dans l'étable : prisonnières, elles restent enchaînées toujours à la même place, y respirent l'air des cachots, et n'aperçoivent jamais un rayon de soleil. Elles naissent, croissent, se reproduisent dans l'étable, et n'en sortent que pour aller à la fosse ou à la boucherie.

Chez l'espèce humaine, certaines classes d'artisans sont une race inférieure, chétive, décolorée, rabougrie, maladive, débile sous le rapport physique et sous le rapport intellectuel. Il leur manque les rayons solaires et l'exercice en plein air.

Cependant si je démontre, si je prouve que la méthode de *nourrir constamment dans l'étable* réunit à l'intérêt du domaine le profit du cultivateur, sans nuire à la santé, au bien-être des animaux, je n'aurai fait que contribuer à répandre une méthode adoptée depuis long-temps par de riches propriétaires et par les meilleurs fermiers du pays que j'habite; mais j'aurai pour mérite, si c'en est un, d'être vrai et de narrer sans prétention ce que j'ai observé et ce que j'ai pratiqué depuis plus de vingt-cinq ans.

Être avare de citations, et n'en faire que par probité, ou pour m'appuyer de l'autorité d'un nom connu; préférer l'évidence établie par des faits à la persuasion qui résulte du raisonnement, selon le précepte de Sénèque : *Longum est iter per præcepta, breve per exempla* (la voie la plus courte est l'exemple), telle est la marche qui me paraît pouvoir suppléer au mérite littéraire; je dois la suivre. Si je puis parcourir la route tracée et atteindre au but, mon travail sera utile; si j'échoue, mon zèle ne sera pas blâmé.

## §. I.er

DÉTERMINER LES CAS OU IL EST AVANTAGEUX DE TENIR CONSTAMMENT LES BÊTES BOVINES A L'ÉTABLE, SELON L'AGE, LE SEXE, LES RACES ET LES GENRES DE SERVICE.

Faire pâturer sur les hautes montagnes et sur celles dont le sol est trop inégal, sur les terres trop infertiles ou dont la surface est couverte de cailloux ou garnie de buissons, en un mot, sur les terres mal gazonnées et qui se refusent à l'action de la faulx, c'est faire *le mieux que possible*, tant pour le bétail que pour le profit du propriétaire, et l'intérêt général de l'agriculture; comme l'emprisonnement perpétuel dans les étables profondes, mal aérées, où croupissent la plupart des vaches qu'on nourrit dans les villes, est peut-être *le moins mal que possible*.

Mais pour les pays, tant de grande que de petite culture, et pour ceux de prairies, les convenances sont toutes différentes.

Muller de Bonn écrivait en 1762 : « Ceux qui » ont réduit les prés en pâturages sont communément quelques gens fort riches, qui ne » pouvaient fournir par eux-mêmes à la culture » de toutes leurs terres; ou quelques absens, ou » quelques fainéans aisés, qui vivent de leurs » rentes sans travail ni commerce.... La fainéantise, les débauches et l'émigration ont laissé » les terres sans cultivateurs, ou entre les mains » de créanciers forains qui, ne pouvant cultiver » commodément eux-mêmes, ont été réduits à » changer les prés en pâturages. » Toute la première partie de son Mémoire est consacrée à prouver que les terres en pâturages, et qu'on peut exploiter autrement, sont nuisibles à l'État, à l'économie rurale, aux propriétaires et aux fermiers. (*Mémoire et Observ. recueillies par la Soc. econom. de Berne*, 1763, 3.e partie.)

Quand les pâturages à mi-montagne sont, dans le canton de Berne, une erreur d'agriculture, ils sont une absurdité pour les climats plus doux, et pour tous les pays de culture.

Dix ans plus tard, Tschiffeli, de Berne, publia cinq lettres, qui forment cinq chapitres d'un excellent Mémoire sur la nourriture des bestiaux à l'étable pendant toute l'année. Cet opuscule est riche de faits et de raisonnemens. Le propriétaire y a expliqué ce qu'il pratiquait; il énumère ses succès, et en donne raison. On lit dans la première page : « Vous me témoignâtes la plus » grande surprise quand vous vîtes que je nour» rissais constamment en vert toutes mes bêtes » à l'étable, sans les envoyer sur les pâturages » publics, à la manière ordinaire, et sans me » soucier du droit que j'en ai; et quand je vous » assurai que je trouvais, à tous égards, mon » compte à cette méthode, que je vous en ferais » convenir, etc.... » Il entre en matière par la proposition suivante : « La question se réduit à » savoir si *l'entretien domestique* du bétail (il » appelle de ce nom la nourriture à l'étable) est » plus avantageuse que de l'envoyer paître, tant » par rapport au profit direct qu'il doit donner, » que par rapport aux engrais qu'il procure. » Ce Mémoire laisse peu à désirer quant à l'exposé des avantages; mais on y cherche inutilement les inconvéniens, les dangers à éviter et les précautions à prendre. (Inséré *loco citato*, pour l'année 1772, puis imprimé séparément à Berne, en 1775.)

L'auteur a commencé par pratiquer en grand ce qu'il conseille. Ayant trouvé du profit à abandonner l'avantage de faire paître pendant toute la belle saison sur de riches pâturages communs, pour nourrir dans l'étable avec le seul produit de son domaine, on prouve en le citant autant qu'on peut prouver en économie agricole.

Dans le canton de Genève, pays de petite culture, et où les propriétaires sont généralement riches et savent compter, tous les troupeaux des domaines cultivés par le possesseur sont nourris, pendant la belle saison, au vert et dans l'étable. C'est la méthode des meilleurs fermiers. Agir autrement, passe pour une preuve de manque d'aisance ou de capacité. Le fourrage y est cependant toujours cher, car on l'y amène des pays voisins; et plusieurs communes possèdent encore des pâturages publics. La plupart des troupeaux, nourris à l'étable pendant l'été, en sortent deux fois le jour en automne, si elle n'est pas pluvieuse, pour pâturer l'herbe qui a poussé après la récolte des regains.

Varions les exemples, et, pour changer à la fois de race et de climat, passons en Italie. La plus grande partie du Lodésan, petite province de la Lombardie, est très-fertile en prairies arrosées, qui se fauchent quatre fois l'an. « Les » vaches sont nourries à l'étable, pendant l'été, » du produit de deux récoltes d'herbe, fauchées » en vert. Les deux autres sont séchées pour la » provision d'hiver. Dans l'automne, on leur » laisse pâturer la dernière poussée de la saison. » (*Lettres écrites d'Italie en* 1812 *et* 1813, par Lullin de Châteauvieux.)

Je prévois une objection : — Tous les exemples sont pris dans des pays riches en bonnes prairies. — Il faut en excepter au moins le canton de Genève, où les terres à grains et les vignes sont encore en trop grande proportion, et dont le terrain, de qualité assez médiocre, n'est rendu fertile que par l'industrie et le travail, aidés par d'autres élémens de prospérité qui ne sont pas du ressort de l'agriculture.

Dans le Bolonais, il n'y a point de prairies naturelles, très-peu de prairies artificielles, et le bétail n'y pâture jamais. « On s'étonne de voir » des bestiaux nombreux et si beaux dans des » fermes dont le rapprochement annonce le peu » d'étendue, et ou la cour, au milieu de la» quelle se trouve l'habitation rustique, est le » seul espace qui promette une récolte de four-

» rage ; mais l'industrie y a pourvu.... » (*Voyage en Italie*, par Simond. Paris, 1828.)

Il existe peu de prés en Toscane : le val d'Arno n'a, pour le bétail, ni pâturages, ni foin. Dans le val de Nievole, « on ne voit point de bestiaux » sur les terres ; ils sont tenus toute l'année nuit » et jour à l'étable. » (*De l'Éducation des animaux domestiques*, *par* Thiébeaud de Berneaud, tom. I. 1820.)

*Exempla trahunt :* La vérité de cet adage est incontestable quand il s'agit d'agriculture pratique. Il m'aurait été facile de multiplier les exemples, et d'entasser citations sur citations, car les souvenirs se présentent (1) : en Flandre, en Prusse, dans le Palatinat, dans la Franconie, et dans quelques localités de l'Angleterre et des États-Unis, la nourrriture constamment à l'étable est plus ou moins adoptée. Mais il me paraît suffisant d'avoir établi 1.° que cette méthode a été conseillée et pratiquée par des propriétaires, par des agronomes dont le nom fait autorité ; 2.° que, dans plusieurs lieux, elle soutient avantageusement la concurrence avec la méthode des pâturages ; 3.° qu'elle a été adoptée exclusivement dans plusieurs pays ; 4.° que les vaches de la race la plus forte et la plus pesante, celle du canton de Berne, s'en trouvent aussi bien que la race italienne à la taille élancée, aux jambes fines et aux cornes alongées ; 5.° qu'elle réussit dans les parties de la Suisse où les localités sont réputées pays chaud, quand on peut y récolter de l'épeautre, et dans les provinces d'Italie où le coton mûrit; 6.° qu'on la trouve établie dans les pays dont la culture se partage entre les céréales, les vignobles et les prés, comme au canton de Genève, dans ceux où les prairies dominent, et dans ceux qui n'ont ni pâturages, ni prairies; 7.° qu'elle réussit enfin, tant sous le rapport des élèves que sous celui de la fabrication du laitage, dans les pays dont ces deux objets sont le produit principal du sol et de l'industrie, en Suisse.

Il résulte de ces faits, que l'*âge*, le *sexe*, la *race*, ne sont pas des motifs suffisans pour que la nourriture à l'étable ne puisse pas être adoptée avec avantage.

Examinons la question sous d'autres rapports. — Les terrains où l'on ne peut obtenir ni prés-gazons, ni prairies artificielles, ni fourrages-racines, présentent des obstacles invincibles : tels sont généralement les sables des Landes, la plaine caillouteuse de la Crau, les sols humides et froids n'ayant qu'une mince couche végétale. Ces terres ne peuvent, dans leur état actuel, être utilisées qu'en pâturages. Sur de malheureuses steppes, il ne peut exister que des races chétives dont les produits soldent en perte; car la taille et la corpulence sont toujours subordonnées à la bonté et à l'abondance de la nourriture.

Comme la quantité plus grande d'engrais est l'un des avantages qu'on obtient à consommer les fourrages à l'étable, et que pour ce motif, entr'autres, la nourriture doit être en vert pendant toute la belle saison, ce qui exige de transporter l'herbe une ou deux fois par jour de la prairie à l'étable, il peut arriver que la trop grande pente du sol, trop d'accidens de terrain, les coupures par des ravins, la distance des terres à la ferme, et autres difficultés de charriage, rendent le bénéfice illusoire, et la stabulation onéreuse.

Avoir désigné les localités où la nourriture à l'étable ne peut être adoptée, et les signaler comme des exceptions, c'est indiquer suffisamment la convenance de cette méthode et proclamer son utilité.

Avoir prouvé par de nombreux exemples et par des usages établis dès long-temps, qu'elle réussit avec des races différentes, et sous des climats différens, c'est établir qu'elle peut devenir générale; c'est en faire un axiome d'économie agricole.

Nourrir constamment à l'étable est surtout avantageux pour le cultivateur qui désire augmenter la quantité des engrais, s'il possède ou s'il peut établir de bonnes prairies, tant naturelles qu'artificielles, et récolter des fourrages-racines,

Mais comme il y a quelque différence entre *bien cultiver* et *cultiver avantageusement*, les convenances pécuniaires varient à l'infini ; car l'on ne saurait énumérer les modifications qui, sous ce rapport, résultent du sol, de la population, de l'industrie, etc.

La convenance de cette méthode dépend principalement du système d'économie agricole : si la méthode est en harmonie avec l'ensemble de l'exploitation, elle produira de grands avantages; elle est impraticable dans le cas contraire : car, d'une exploitation dont toutes les branches seraient bien dirigées et bonnes, considérées chacune en particulier, peut résulter un mauvais ensemble quant aux résultats, si elles sont en opposition entr'elles.

La science agricole n'est pas stable, immobile; elle a varié ses procédés et changé de système, non d'une manière versatile, mais toujours dans l'intérêt du plus grand nombre, et en s'élevant à la hauteur des besoins : au *pastorage nomade* a succédé la *transhumance* ; puis vinrent les bergers sédentaires et cultivateurs qui tracèrent quelques limites de propriétés particulières. d'où le droit de parcours prit naissance. La charrue envahissant le sol en raison des besoins, les engrais acquirent de l'importance ; on apprit à les confectionner, et bientôt on leur adjoignit les *amendemens* : puis on opposa à leur insuffisance contre l'épuisement par les céréales le système des *soles* et de la *jachère morte*, auquel les Romains furent inviolablement attachés, et qui s'est conservé jusqu'à présent. Le système des *assolemens intercalés* remplace peu à peu la jachère, et la *stabulation permanente* (j'appellerai de ce nom la nourriture constamment à l'étable) en deviendra le complément. « On peut prévoir, disait, en 1820, François de Neufchâteau, qu'un jour cette méthode » succèdera partout au système de la pâture » agreste et vagabonde, que ses partisans même » ont si bien caractérisée du nom de *vaine pâture*. » Le savant économiste aurait pu ajouter qu'elle se lie à l'une des plus hautes questions d'économie politique, *la division des propriétés*; c'est-à-dire que quoiqu'elle convienne à la culture en grand, elle s'adapte avantageusement à la petite culture, qui favorise la population, dont le produit *brut* est plus considérable que celui de toute autre manière d'exploiter. Elle n'est pas moins favorable aux pays d'herbages.

A. *Déterminer les cas où il est avantageux de nourrir constamment les bêtes à l'étable* est une proposition complexe que j'envisagerai sous trois considérations différentes : 1.° Avantages pour le domaine ; 2.° avantages pour le bétail ; 3.° avantages pour le cultivateur.

1.° *Avantages pour le domaine*. La stabulation augmente la quantité des engrais, non-seulement en prévenant la dissémination qui les rend inutiles, (2) mais encore parce qu'une quantité donnée de fourrage vert fournit plus d'engrais que s'il était consommé en foin. Cela est évident pour tout le monde (3).

L'engrais du vert est de meilleure qualité; il est plus gras, disent les cultivateurs. On estime qu'il vaut un tiers de plus que le fumier d'hiver, tant sous le rapport de durée que sous celui d'action fécondante. Cela n'a jamais été contesté.

Le *pacage*, soit en liberté, soit au parc, au piquet ou avec des entraves, exige plus de terrain que la stabulation. Cette assertion devient évidente si l'on considère que les herbages sont foulés aux pieds, et salis par les excrémens. On évalue qu'il y a, en moyenne, vingt-cinq pour cent de bénéfice brut à couper l'herbe au lieu de la faire pâturer : différence qui augmente ou diminue en raison de l'abondance de l'herbe ou de la pauvreté du pâturage, comme aussi de la différence des herbages, de celle du tassé des gazons, et de celle de la nature du sol (4).

Il y a encore économie de fourrage à faire consommer en vert plutôt qu'en foin sec. C'est une opinion admise, quoiqu'il soit difficile de le démontrer. On comprend facilement que le fanage fait perdre aux plantes par émanation, par évaporation et par dépouillement, soit brisement de folioles et de sommités. Mais si l'on considère que ces différences varient pour les diverses espèces de fourrage, et que chaque espèce perd différemment, selon l'époque de sa croissance, le degré de maturité et l'état de l'atmosphère; si l'on considère que la dessication apparente n'est rien moins que positive, qu'on ignore ce qu'avaient de faculté nutritive les parties aqueuses et aromatiques dans leur état de combinaison avec le tissu des plantes, on sentira l'impossibilité d'obtenir des données précises (5).

Les prés sont détériorés par les pieds qui s'y implantent, et qui en sillonnent le gazon quand les animaux glissent et luttent entr'eux. Les plantes, déchirées ou comprimées, en souffrent et pourissent si le sol est compact.

Le pâturage détériore la qualité des prés; les herbes les moins bonnes étant les seules qui puissent s'y reproduire par semences, parce que dédaignées, elles restent intactes. L'usage établi en Normandie, de placer un cheval par dix têtes de vaches, est avantageux sous le rapport du produit; mais il ne remédie qu'imparfaitement à l'abus signalé.

Le pâturage sur les champs, après moisson, offre peu de ressource comme nourritures, si les terres sont bien cultivées. Les éteules blessent le mufle des animaux; et sur les terrains de nature forte ou compacte, la pression des pieds cause un préjudice beaucoup plus considérable qu'on ne pense.

2.° *Avantages pour le bétail.* — Dans l'étable, les animaux vivent à l'abri des intempéries; ils y bravent la pluie et la grêle, les rayons d'un soleil brûlant, les vents froids du Nord, et les variations brusques de température d'où proviennent la plupart des *poumonites*

Là ils ne s'abreuvent pas d'une eau sale ou infecte, et ne broutent pas l'herbe devenue abortive par l'effet des blanches gelées. Pressés par l'appétit, les animaux broutent quelquefois des herbes vénéneuses; ils sont à l'abri de ces accidens par la nourriture à l'étable.

(6) La météorisation, si difficile à éviter si l'on fait pâturer les papillonnacées, n'est pas à craindre quand on donne ces fourrages à la crêche avec les précautions connues.

Dans les étables, point de ces nombreux taons, nuées dévorantes, vampires affamés, qui se nourrissent du sang des bovines et les exaspèrent de douleurs. Le sifflement de l'œstre (*asper.*, *accrbè sonans*, Virg.) n'y sème pas l'effroi; son aiguillon douloureux ne saurait les y atteindre pour déposer dans l'épaisseur de leur cuir toute une génération vivant de leur propre substance.

Divers autres insectes encore, ailés ou non, les tourmentent, les obsèdent en plein air : les moucherons entr'autres, qui s'acharnent au fanon, aux plis du genou, du jarret, qu'ils ulcèrent à la manière d'une dartre rongeante ; et les tiques qui vivent implantées dans les chairs.

La nourriture à l'étable met le bétail à l'abri de beaucoup d'accidens journaliers qui sont le résultat de coups, de heurts, de chutes, de glissades.

Cette méthode est encore un des moyens les plus efficaces contre la propagation des épizooties contagieuses. La police médicale est, dans ces cas, d'une toute autre importance, d'une toute autre utilité que la médecine, tant curative que prophylactique. Il faut séquestrer les animaux dans les étables ; cette utile mesure présente ordinairement une double difficulté : 1.° les moyens de nourrir manquent ; 2.° le bétail souffre d'un genre de vie auquel il n'est pas habitué. La stabulation permanente n'offre aucune de ces difficultés ; elle est encore préventive en diminuant les moyens de contact.

Le pâturage fournit une nourriture égale à toutes les bêtes du troupeau, sans distinctions d'âge, d'état de gestation, de vacuité ou de lactescence, de différence de travail, de destination, de santé et d'embonpoint. Cependant, l'herbage qui suffit à la génisse ne sera ni assez abondant ni assez succulent pour la vache laitière ; l'herbe que l'adulte broute avec plaisir est trop dure pour les veaux de l'année, et s'échappe des dents ébréchées d'un vieux animal; les pentes, les inégalités de terrain sur lesquelles les élèves jouent et se développent, sont dangereuses pour les vaches pleines, etc.

3.° *Avantages pour le propriétaire.* — L'amélioration du domaine, la prospérité du bétail sont le résultat de la stabulation; cela a été prouvé jusqu'à l'évidence. Mais cette méthode présente encore d'autres avantages : la nourriture à l'étable épargne le temps employé à conduire les bêtes de trait aux pâturages et à les ramener. Ces animaux prendront plus vite leur repas à la crèche, se reposeront mieux dans l'étable; et, employant à ruminer une partie du temps qu'ils auraient employé à glaner sur les pâturages, la nourriture leur sera plus profitable.

Il y a perte de quantité et de qualité du lait si les pâturages sont éloignés.

Lorsque le bétail de plusieurs petits cultivateurs n'est pas réuni sous la conduite d'un seul pâtre, chaque berger perd, à conduire deux ou trois chétives bêtes, un temps qui, s'il était employé à la culture de la ferme, produirait plus de bénéfice que n'en donne l'herbe broutée.

J'ajouterai une considération de grande importance : faire paître le bétail est, pour les jeunes gens, une occupation qui ne les dispose pas à l'amour du travail, au respect de la propriété, etc., etc.

La nourriture à l'étable permet d'entretenir, dans toute espèce de localités, du bétail au moins de grandeur moyenne; et cette taille est suffisante pour employer utilement les vaches comme bêtes de trait. Cet emploi étant une question d'économie rurale de la plus haute importance, sera traitée ci-après à l'article *genre de service*, quoiqu'elle ne soit que subsidiaire.

« Que des particuliers, maîtres de régir leurs » biens à leur fantaisie, de faire les arrangemens » que bon leur semble, soient encore infatués » du bonheur de pouvoir mettre leurs bêtes au » pâturage, c'est ce qui a peine de m'entrer dans » l'esprit. S'ils se piquent d'être de bons écono- » mes, qu'ils examinent la chose à fond, qu'ils » entrent dans tous les détails et qu'ils calculent. » (Tschiffeli, *lettre* 2e.) Et cependant Tschiffeli n'a pas envisagé la stabulation permanente sous tous les rapports d'utilité.

B. Après avoir considéré ce que la stabulation a d'avantageux comme système, je dois l'envisager d'une manière plus spéciale, comme méthode, selon l'*âge*, le *sexe*, les *races* et les *genres de service*.

*Selon l'âge.* Cet article présente naturellement quatre divisions : les *veaux*, les *élèves*, les *adultes*, les *vieilles bêtes*. — Les veaux sont ou de boucherie ou d'élève. Quant à ceux de boucherie, leur stabulation est la garantie du succès, et celle de la mère y contribue beaucoup. On peut, à ce sujet, consulter les Anglais : « Les jeunes veaux, parti-» culièrement ceux qu'on engraisse, veulent être » tenus à l'étroit ; la tranquillité est essentielle » pour qu'ils prospèrent. Un clos étendu, ou une » longue corde, donne du champ à leur frayeur » ou à leurs jeux.... une surface de 12 pieds de » long sur 8 de large pour sept à huit veaux. » (*Agric. pratiq. de l'Anglet.*, par Marshal. *Bétail du Glocestershire.*) Le bon sens indique que le veau se fatiguerait en suivant sa mère aux pâturages, et ne pourrait engraisser ; le froid, la chaleur, la pluie, les mouches, lui deviendraient nuisibles, etc., etc. La mère qui pâture donne, selon certaines circonstances, un lait plus séreux et moins doux ; et le veau s'agite, se tourmente pendant son absence. Dans ce cas, l'avantage de la stabulation permanente ne peut être contesté. Quant aux veaux destinés à vivre, les considérations sont les mêmes jusqu'au sevrage, époque dès laquelle ils sont *élèves*. Ceux-ci sont destinés à la boucherie, à la propagation, ou aux travaux ; ce qui les concerne quant à ces différens usages trouvera sa place à l'article *genres de service ;* je considérerai dans celui-ci la durée de la croissance : chez toutes les espèces, il naît des individus dont l'accroissement est plus vite que la moyenne, dont les formes se développent plus largement, et qui ont une disposition naturelle à l'obésité. En alliant ces individus entr'eux, quelques descendans naissent avec la prédisposition héréditaire ; on les allie encore, et l'on finit par obtenir une race de boucherie, précoce et disposée à la graisse. Les Anglais ont dépassé sur ce point toutes les nations : mais il ne faut pas croire que la prédisposition héréditaire suffise ; on aurait beau importer ces races, il faut que leur aptitude soit favorisée par les localités et par les circonstances. Humidité du climat, égalité de température, nourriture abondante, nutritive, et inaction, tels sont les moyens et les conditions du succès. La stabulation permanente réunit toutes ces chances. La fatigue, une nourriture peu abondante, peu substantielle, retardent la croissance et nuisent à l'entier développement. On dit des bœufs de certaines contrées où l'on nourrit mal, *qu'ils croissent jusqu'à la mort.* Cet état habituel de maigreur modifie l'individu, devient tempérament acquis, plus ou moins transmissible aux descendans. — Les adultes (voyez ci-après *genre de service*), les vieilles bêtes surtout, se trouvent bien de la nourriture à l'étable ;

elles se fatiguent plus vite que les autres en allant aux pâturages, et leurs dents ébranlées ou ébréchées ne sont guère aptes à brouter les herbes dures.

*Selon le sexe.* — La différence de sexe n'en met aucune dans la convenance de nourrir à l'étable.

*Selon les races.* — Celles grosses et charnues s'y habituent plus facilement que celles petites, sveltes et vives.

*Selon le genre des services.* — Il est encore nécessaire d'envisager la question sous trois rapports différens : l'*engraissement*, la *lactescence*, le *travail*. — Excepté quelques circonstances qui dépendent de la saison, de la température et des localités, l'engraissement à l'étable est plus avantageux que dans les herbages. Dans l'étable, on proportionne les rations en quantité et en qualité selon la progression de l'engraissement; on multiplie le nombre des repas, et on varie les alimens selon la convenance; c'est la science de l'engraisseur; elle ne lui sert de rien quand il fait pâturer. Si l'on ajoute à ces avantages ceux énumérés en parlant des veaux pour la boucherie, la préférence que mérite l'engraissement à l'étable sera suffisamment démontrée. Il n'y a qu'une seule exception : on doit utiliser les derniers herbages de l'automne, lorsqu'elle n'est pas pluvieuse, en y laissant pâturer à volonté les animaux, qui s'y mettront *en chair*, même jusqu'à l'état de *bonne viande*. — Les vaches à lait, toutes choses égales d'ailleurs, en donnent un peu plus quand elles séjournent dans l'étable que quand elles vont aux pâturages. On comprend, sans qu'il soit besoin de le dire, que si les pâturages sont éloignés, si la température est trop chaude, si elle est froide, s'il fait mauvais temps, le lait sera moins bon et moins abondant; mais il faut aussi convenir que le lait des vaches stabulantes perd en qualité ce qu'il gagne en quantité. Il est encore vrai que, si le temps est propice, si les pâturages sont abondans, de bonne qualité, peu éloignés, en automne surtout, les vaches diminuent de lait pendant les deux premiers jours, puis elles dépassent la quantité qu'elles en donnaient pendant la stabulation; ce lait est plus gras et a meilleur goût. Nourries dans l'étable, les vaches sont moins sujètes aux avortemens qui reconnaissent pour cause les coups, les heurts, les glissades et les chutes. — Il n'est jamais avantageux d'envoyer aux pâturages les bêtes de travail: il leur faut plus de temps pour leurs repas, et ce surplus de temps serait mieux employé à les laisser se reposer sous un abri et ruminer. Le vert est souvent trop laxatif pour elles, surtout quand on les emploie aux charriages; le pâturage ne laisse pas la facilité d'y remédier par un mélange avec du fourrage sec.

La nourriture à l'étable donne la faculté d'entretenir des races assez fortes dans les cantons où la pauvreté des pâturages ne laisse végéter que les races les plus chétives. On a beaucoup fait, mais surtout beaucoup dit pour l'amélioration des races; on a, en général, mal réussi, parce qu'on n'a pas commencé par améliorer la nourriture.

Remplacer les races chétives par des bêtes à grand corsage, c'est, pour le pays, doubler la valeur d'un immense capital; c'est, pour le cultivateur, augmenter le produit des soins qu'il donne au bétail, en raison des produits d'une belle et bonne vache, à ceux d'une vache de mince valeur. C'est encore augmenter, chez les cultivateurs, l'amour pour le bétail, source de prospérité, car on n'estime les choses qu'en raison de leur valeur mercantile.

Les races de la plus grande taille ne sont pas cependant les plus avantageuses dans la plus grande partie des localités. La taille moyenne est plus lucrative sous le rapport de lactescence; car on produira plus de lait avec une quantité donnée de fourrage, consommé par des vaches de bonne moyenne, que s'il l'était par des vaches de grande race. La même qualité de fourrage qui ferait maigrir celles-ci maintiendra les autres en bon état.

J'entends donc par races de bonne taille, celles

dont la grosseur et les formes se combinent assez heureusement, pour en obtenir la force pour les travaux et l'abondance du lait (8).

## § II.

INDIQUER LES MOYENS LES PLUS ÉCONOMIQUES DE LES Y NOURRIR, PRINCIPALEMENT QUAND IL Y A DISETTE DES FOURRAGES DE PRAIRIES.

Cette question est d'une étendue immense, envisagée dans toute sa latitude, et ne peut se résoudre d'une manière absolue. Désigner les fourrages succédanés, et les considérer relativement à l'époque où ils doivent être semés et à celle où ils peuvent être employés; les classer selon le terrain qu'ils exigent et le climat qui leur convient; en étudier la propriété nutritive pour en trouver la ration la plus convenable; signaler les inconvéniens, les dangers même qui résulteraient de leur emploi trop prolongé, ou en quantité trop grande; indiquer leur conservation, et la manière la plus avantageuse de les employer, tout cela serait la matière d'un ouvrage dont il n'existe encore que quelques élémens épars.

Il y a des ressources variées qui sont locales, telles que les résidus des brasseries, des féculeries, des distilleries, des sucreries, des fabrications d'alcool; les tourteaux des substances huileuses, les marcs des fruits à cidre et des raisins, etc.

Certaines productions sont propres à quelques pays : les glands, les châtaignes, les marrons d'Inde. Dans le Nord, on fait provision de l'écorce du *sorbus aucuparia ;* on la sèche, et pendant l'hiver on la donne broyée à manger aux bestiaux. En Sicile, dans l'île de Malthe, les carroubes servent à la nourriture de l'homme et des animaux; etc.

Le conseil le plus simple, et j'ose dire le meilleur possible, est de se mettre à l'abri de la disette de fourrages au moyen d'un fond de réserve, et par la vente ou par l'abattage proportionnel du troupeau; car la plus mauvaise de toutes les spéculations agricoles est de mal nourrir le bétail, nonobstant la réponse si connue que Caton fit à ce sujet.

Je réduirai la question à quelques faits pratiques.

On doit citer, comme exemple, l'active industrie des paysans du Bolonais. N'ayant point de prairies naturelles et peu d'artificielles, ils entretiennent cependant de nombreux troupeaux en bon état. « Au printemps, les blés donnent les » premiers indices de végétation dans ces riches » terres où ils alternent avec le chanvre ; le mé- » tayer les tond une, deux et même trois fois, » pour diminuer leur vigueur et empêcher qu'ils » ne versent avant leur maturité; il distribue à

» son bétail le produit de cette opération, mé-
» langé avec de la paille, reste de la récolte
» précédente. Lorsqu'il est dans la disette, il
» recourt souvent à l'écorce des branches éla-
» guées de l'ormeau qui porte la vigne; et cette
» écorce, hachée, est un fourrage assez nour-
» rissant. Il commence ensuite à arracher l'a-
» voine et les mauvaises herbes qui se trouvent
» parmi ses fromens, et leur donne la même
» destination. Il recueille quelque peu de trèfle
» ou d'autres fourrages semés en automne, sous
» les lignes d'arbres, dans les intervalles des
» charrues. Viennent ensuite les dépouilles du
» maïs, l'orge d'hiver qu'il a semée parmi les
» fèves, puis les vesces, le fenugrec, le maïs
» semé au printemps. En juillet, le métayer
» commence à effeuiller les arbres; d'abord les
» chênes, dont la feuille est la plus mauvaise,
» les peupliers, puis les ormeaux; cette opéra-
» tion est pour lui d'une grande ressource. Après
» la moisson, il fait pâturer ses bêtes sur les
» portions de ses champs qu'il n'a pas encore
» rompus; il a soin d'avoir du maïs ou du millet
» à donner en vert à ses bêtes de labour, et il y
» joint des feuilles de vigne. Le marc de raisin,
» la paille et le chaume, et une petite quantité
» de foin récolté dans la cour, au bord des
» champs et des fossés, ou quelquefois acheté,

» forment toute la nourriture d'hiver. » (Simond, *Voyag. en Italie.*)

Je citerai encore les paysans du val d'Arno, en Toscane. « Il n'y a aucune prairie naturelle ; » les feuilles des arbres, les débris des légumes, » et un peu de trèfle faruch (*trifl. incarnatum*), » sont les seules nourritures ménagées aux ani- » maux. » (Lullin de Châteauvieux, *Lettres écrites d'Italie*, *en* 1812-1813.)

Quand on nourrit à l'étable, il est avantageux de mettre au vert le plus tôt possible, et de le continuer aussi long-temps qu'on peut. Pour écarter le double inconvénient d'employer le fourrage trop tendre et trop laxatif, ou trop dur et peu succulent, et pour éviter la perte qu'on éprouve en ne fauchant pas à temps opportun, on cultive en prairies artificielles des plantes de précocité différente, annuelles, bisannuelles, pérennes.

Ainsi, quand la récolte des foins a été au-dessous de la moyenne, si les trèfles, les esparcettes et les luzernes semées au printemps ont manqué, le trèfle incarnat, qui se sème en été, présente une ressource pour l'année suivante. Plus précoce de quinze jours que le trèfle ordinaire, on doit l'admettre quand on cultive l'autre (9). L'*orobus niger* devrait être essayé ; il serait la récolte la plus hâtive des légumineuses.

Les cultures dérobées, et celles de primeur, doivent toujours entrer en certaines proportions dans l'assolement : l'avoine, le seigle, les vesces noires d'hiver, les pois, semés ensemble, en automne, fournissent un excellent fourrage vert, plus hâtif que les prés-gazons.

En Sicile, on choisit les meilleures terres pour y semer des lupins. Devenus en herbe, ils fournissent un fourrage aux divers bestiaux qu'on y mène paître. (*Lettres sur la Sicile*, par Sestini.)

Les vesces, l'avoine, le blé noir, fournissent, comme culture dérobée, un fourrage qu'on sème et qu'on coupe à diverses époques.

La stabulation permanente exige, pour être profitable dans les terres à grains, la culture des fourrages-racines. Leur utilité ne se borne pas à augmenter la quantité des fourrages; ils sont, pour la forme, une culture améliorante; pour les bestiaux, en automne et au printemps, un intermédiaire de la transition du vert au sec, et pendant l'hiver, un tempérant qui favorise la lactescence, qui facilite l'engraissement, et prévient les fièvres sanguines (10).

Les ressources contre la rareté des fourrages se multiplient entre les mains des cultivateurs en raison de leur activité et de leur intelligence : les feuilles de divers arbres, au printemps, et en automne, données en vert, et sèches pendant l'hiver ; le frêne, le peuplier noir, le cerisier, l'orme, fournissent les meilleures. Les pampres et feuilles de vigne peuvent être mangés en vert avec profit, mélangés avec un tiers ou même un quart de foin. Si on ne les donne que dans le milieu du jour, pour un repas, le lait n'en est pas diminué, mais il est moins butireux, il devient plus clair. On sait comment on les garde en provision pour l'hiver. Les branches de saule, de coudrier, se coupent, encore garnies de feuilles, et se conservent desséchées pour provisions d'hiver; elles n'ont qu'une qualité médiocre. Les feuilles de chêne sont à rejeter, même pour les chèvres et pour les moutons; je ne leur ai reconnu que bien peu de propriétés nutritives. Celles d'ormeau sont, dans plusieurs endroits de l'Italie, une grande partie des fourrages, tant verts que secs (11).

Les raves, semées tardivement en automne, poussent de fortes tiges printanières qui plaisent au bétail. Dans plusieurs départemens, on en sèche les tiges en les suspendant sous les hangards, enfilées à des osiers, pour les donner, détrempées dans l'eau chaude, aux vaches laitières. Cette manière de conserver les raves pour fourrage est usitée dans le Tyrol, et Scopoli a cru devoir en parler dans ses Observations (*Iter Tyrolense*).

Dès les premiers jours de printemps, le *ranunculus repens* couvre certains champs; on l'arrache, on le lave, on le laisse tremper dans l'eau bouillante, qui se charge de son principe âcre, et qu'on jette. La plante devient une excellente nourriture pour les vaches à lait.

Le colsa, semé après le froment, pour servir de nourriture au printemps, a été préconisé par T. J. Rawron (*Mém. de Barth.*). Le docteur Parry recommande de le semer en mars, pour le faire manger en avril et mai, et de le semer en juin et juillet, pour provision d'hiver : « provision, dit-il, sur laquelle je compte le plus » pour la nourriture d'hiver et de printemps de » mes brebis, et qui, je puis le dire, n'a jamais » trompé mes espérances » (*Annales* d'Arthur Young). Il arrive souvent, en France, que les moucherons dévorent les jeunes plantes.

Le besoin est le père de l'industrie, qui utilise tout : La paille de fèves, bonne surtout pour les bêtes à laine; les tiges de maïs, concassées après la récolte, qui sont excellentes pour les bovines; le genêt épineux, après l'avoir froissé pour en détruire les piquans; les racines de chiendent, celles de l'avoine à chapelet, dont on dépouille la herse, sont encore une ressource.

En résumé, toutes les petites ressources, tous les petits moyens adjuvans, quelque précieux qu'ils soient, dans le cas de disette de fourrage, ont été trop, beaucoup trop vantés. J'ai dû passer sous silence l'*écorce de sapin*, les *bruyères*, les *sarmens*, broyés, concassés, ramollis par la vapeur, et autres de même importance. On les trouve recommandés dans plusieurs livres; mais la tâche que je me suis imposée n'est pas d'écrire des pages.

La stabulation permanente exige d'avoir, pendant toute la belle saison, du fourrage toujours prêt à être coupé, soit qu'on sème les plantes fourragères à des époques différentes, pour que leur croissance devienne successive, soit qu'on obtienne le même résultat par la différence des plantes.

Par ce moyen, les fourrages ordinaires destinés à l'hivernage restent intacts. Dans les années où leur récolte fait craindre la disette, on diminue le nombre des bestiaux, et on convertit en fourrage d'hiver une partie de celui qui était destiné à être consommé en vert. Je ne saurais trop répéter que ce moyen est le plus économique.

Pour démontrer la facilité d'avoir du vert pendant toute la belle saison, il suffira d'énumérer :

La *luzerne*, qui veut un terrain riche, profond, plus sec qu'humide, plus léger que fort, et qui peut être coupée quatre et même cinq fois par an. Elle est précoce, mais elle craint les gelées du printemps.

Le *trèfle*, qui veut un terrain connu sous la dénomination de bonne *terre franche*. Il fournit deux récoltes abondantes, et même une troisième. On l'associe utilement avec le *ray-grass* d'Italie. Cette pratique est encore peu connue.

Le *sainfoin*, qui préfère les terres calcaires, caillouteuses, graveleuses, qui réussit sur toute espèce de sol profond, sec, bien labouré; qui ne redoute que les terres dont le dégel rend la surface meuble comme des cendres, et où les fromens d'hiver se déchaussent. Il donne une première coupe très-abondante, et n'exige pas un terrain amendé par les fumiers. Je passe sous silence, quoique je l'aie semé et observé, le sainfoin annoncé pour être d'une variété qu'on coupe trois à quatre fois par an. D'autres ont-ils remarqué que le sainfoin, en vert, lorsqu'il est dans toute sa force, donne un mauvais goût au lait? la nature du sol ne suffit pas pour en rendre raison; j'ai observé cet inconvénient dans différentes localités.

Ces trois plantes suffiraient à un cultivateur intelligent pour avoir, pendant toute la saison, du vert toujours prêt à être coupé; mais quelle abondance de moyens lui procureront les fourrages annuels et intercallaires?

Le *seigle*, semé en automne, avec des pois ou la vesce noire d'hiver *, fournit un fourrage très-abondant.

L'*avoine*, qu'on doit semer en automne dans les lieux où le raisin mûrit, au printemps dans les localités plus froides, et qu'il est avantageux d'associer avec la vesce noire. Ce mélange donné en vert, lorsque les vesces sont en pleine floraison, est l'un des meilleurs fourrages, sous le double rapport de qualité et d'abondance.

L'*orge*, coupée en vert, a des avantages et des inconvéniens connus.

Le *blé noir* est, comme fourrage vert, une ressource bien inférieure à ce qu'on en a dit. Son usage n'est pas sans inconvéniens.

Le *pois*, la *vesce*, la *gesce*, prospèrent sur presque tous les terrains passablement amendés. On peut semer en automne, mais il est généralement plus profitable de semer aux premiers jours du printemps. Je crois peu utile de signaler les variétés, et de désigner les espèces.

La *lentille*, quoique moins abondante que d'autres légumineuses, mérite d'être signalée, parce qu'elle réussit sur les terres médiocres ou épuisées.

Le *pois chiche* n'est pas assez connu. Quoique

* Plus connue des cultivateurs sous le nom de *pesette du Mans*.

originaire des pays chauds, on peut le semer en automne et au printemps. Il craint peu les pluies et les gelées. Sa fane est bonne; on le coupe plusieurs fois. Cette plante n'exige qu'un terrain ordinaire, mais bien ameubli.

La *spergule*, qui réussit sur les terrains à bruyères, se sème et se récolte avant les semailles d'automne, en remplacement de la jachère morte. Elle augmente le lait des vaches, et donne au beurre une qualité remarquable. La spergule, dis-je, qui aime les terres sablonneuses, peut être cultivée dans presque toute l'Europe. C'est à ce fourrage que la Westphalie et une partie du Hanovre doivent leur prospérité agricole.

La *chicorée*, plante vivace, à laquelle Cretté de Palluel a associé son nom, a été trop vantée, et trop facilement oubliée. Elle ne craint pas les terres fortes, si elles sont bien amendées. La profondeur de sa racine lui fait braver la sécheresse, et elle ne redoute pas les gelées. Elle donne un fourrage printanier, dont la croissance rapide fournit plusieurs coupes dans l'année. Ce fourrage vert est précieux dans un grand nombre de cas de prophylactique et de diététique.

Si l'on ajoute à cette série des principales ressources toutes celles des fourrages à racines, il est évident que l'embarras n'est plus que dans le choix.

DES FOURRAGES CUITS ET DES SOUPES-FOURRAGE.

Cette méthode est encore une question, et c'est l'une de celles qui ne peuvent se résoudre d'une manière absolue et positive. En général, la coction fait acquérir aux végétaux des propriétés nutritives : les uns adoptent quelques parcelles de l'eau qui les pénètre ; elles s'y combinent et deviennent alimentaires ; chez d'autres, le tissu fibreux, ramolli, n'oppose plus aux forces digestives une résistance invincible ; ou bien encore, ce ramollissement du tissu laisse échapper des utricules quelques principes nutritifs qui, sans cela, auraient passé intacts à travers les organes de la digestion. D'autres végétaux opposeraient, par leur dureté, un obstacle insurmontable ; ils seraient obstinément refusés ; la cuisson les ramollit et en fait des alimens.

La vapeur, ou l'eau bouillante, émousse les pointes de l'ortie, les piquans de l'ajonc, adoucissent l'âcreté des renoncules, et neutralisent le principe vireux de la pomme-de-terre, etc. *

Dans les petites propriétés, la ménagère ne saurait faire mieux que de donner, une ou deux fois par jour, à ses vaches laitières une soupe-fourrage, une *buvée*. Feuilles desséchées ou

* Selon les observations recueillies par le docteur J. Otto, la *solanine* existe surtout dans les germes de ces tubercules

vertes, racines potagères, débris de la cuisine, du jardin, herbes mondées, tout est bon après avoir été bouilli, meilleur quand on y met un peu de sel, et procure plus de lait que d'embonpoint. Les farineux produisent l'effet contraire. Dans ces fermes, il y a peu de foin, et les *buvées* sont la *provende* du gros bétail.

Mais pour les grandes exploitations, qui ne doivent pas manquer de bons fourrages, les considérations sont tout autres. La consommation du combustible et le temps doivent entrer en ligne de compte.

De la soupe-fourrage comme moyen adjuvant, à la méthode de nourrir le bétail avec du fourrage cuit, la différence est grande : cette méthode a trouvé un éloquent défenseur, un puissant appui, un zélé propagateur en la personne du professeur Grognier; clair dans l'exposé des faits, pressant et serré dans les réfutations, son mémoire est riche de dialectique : j'y renvoie le lecteur *.

C'est surtout contre l'opinion peu réfléchie que

* Mémoires de la Société royale d'Agric., Hist. natur. et Arts utiles de Lyon, T. de 1828-1831, p. 29 et suiv.

Considérations sur l'usage alimentaire des végétaux cuits, Lyon, 1831.

Précis d'un Cours d'hygiène vétérinaire, ch. *de l'insalivation dans les animaux nourris de végétaux cuits*, p. 354 et suiv. Lyon, 1833.

*les alimens cuits doivent nuire, à cause du peu de salive dont ils s'imprègnent, étant peu mâchés*, que le professeur s'élève avec plus de force. La cuisson remplace l'insalivation auprès de la puissance digestive.

Il faut admettre comme faits positifs :

Que les pommes-de-terre cuites représentent une moins grande quantité de foin, que données crues à dose convenable; par la même raison qu'une livre de pain mollet ne remplacerait pas, chez un artisan robuste, une livre de pain bis.

Que les animaux dont la nourriture a été, pendant plusieurs mois, en grande partie, de fourrages cuits, maigrissent promptement quand ils changent de nourriture.

Que les fourrages cuits, quoique préférables pour l'engraissement, rendent les animaux incapables d'un travail pénible.

Que les fourrages-racines, donnés en certaine quantité, et quoiqu'avec la précaution d'alterner avec une ration de foin, débilitent les facultés digestives; ce qu'annonce une défécation liquide et puante.

## § III.

### FAIRE CONNAITRE LES SOINS HYGIÉNIQUES PARTICULIERS QUE LE BÉTAIL EXIGE DANS CET ÉTAT.

Si l'on entend par tenir constamment à l'étable, n'en jamais laisser sortir les animaux, la question se réduirait aux vaches et au bétail de boucherie; ceux qu'on emploie aux travaux agricoles feraient exception. Mais, comme la stabulation permanente devient avantageuse, surtout parce qu'elle permet d'entretenir des vaches qu'on puisse atteler sans nuire à leur lactescence, ce serait réduire le sujet à sa partie la moins utile.

On peut faire naître, laisser croître, vieillir et mourir sur la même place, sans pouvoir comprendre que la domesticité ait abâtardi l'espèce bovine jusqu'au point de vivre, fixée sur le sol, sans autre exercice que celui de se lever et de se coucher, sans avoir jamais reçu un rayon de soleil, sans avoir jamais respiré d'autre air que celui de l'étable. La chose n'est pas seulement faisable, elle est facile, et n'exige d'autres soins que ceux recommandés pour la propreté des autres étables.

Je le répète : la stabulation permanente n'exige aucun soin hygiénique particulier; mais le bétail qu'on y soumet, ne trouvant pas des moyens réparateurs dans la lumière solaire, dans un exercice modéré, dans l'air salutaire des prairies, il est nécessaire d'y suppléer par la bonne tenue des étables, et surtout par le pansement de main, qu'un préjugé absurde fait assez généralement négliger à l'égard du bétail.

Les précautions pour le vert donné aux bestiaux sont les mêmes, soit qu'ils fréquentent les pâturages, soit qu'on les nourrisse toujours à l'étable.

## § IV.

### QUELQUES INCONVÉNIENS DE LA STABULATION PERMANENTE SANS EXERCICE.

1.° La stabulation, pendant toute l'année, ne peut convenir pour les élèves qu'on destine aux travaux. Leurs formes s'y développent, grosses, charnues, matérielles; mais ces animaux à fibre lâche manquent de force, ils sont mous, sans énergie, sans élasticité.

2.° Les avortemens sont plus fréquens, quoique les vaches y vivent à l'abri des causes abortives les plus communes. Ces avortemens ont quelquefois lieu de manière à faire croire à une cause enzootique, sans qu'on puisse en accuser la malpropreté de l'étable, ni le trop long séjour du fumier.

3.° Lorsque les vaches habituées à être nourries à l'étable changent de régime, celles envoyées sur les montagnes résistent difficilement; presque toutes y sont attaquées d'hématurie, sans qu'on puisse en accuser les feuilles d'arbres, ni la mauvaise qualité des herbages. Toutes maigrissent, et beaucoup y meurent de poumonite.

4.° Les vaches deviennent souvent inféecondes; elles demandent généralement moins le taureau que les autres, et la conception se fait plus difficilement.

5.° Les sabots s'alongent, vu qu'ils ne sont pas usés par la marche; il faut les raccourcir une fois par an.

6.° On voit plus souvent survenir l'inflammation de l'intervalle interdigité, qu'on a nommée *arsure interdigitée* (*Dict. vét.*, par Hurtrel d'Arboval); mais c'est tout le contraire quand la litière est tenue propre.

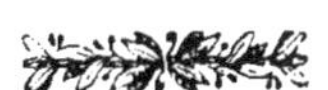

# NOTES.

*

(1) On ferait une longue et fastidieuse suite de noms, en citant les principaux auteurs qui ont écrit sur la nourriture à l'étable, ou qui l'ont conseillée; mais ce serait une omission que de passer sous silence Schubart de Klerfeld qui, le premier, introduisit la culture en grand du trèfle.

Frédérich Mayer, pasteur à Kupferzelle, près de Francfort, à qui l'on doit encore la découverte de l'emploi du plâtre pour engrais, et qui remporta le prix sur la question proposée en 1767 par la Société d'agriculture de Clagenfurt en Carinthie, « *S'il était avantageux de nourrir les bêtes à cornes dans les étables;* » mémoire publié en 1769 par cette Société.

François de Neufchâteau qui, partant de la considération que si les chèvres peuvent être nourries constamment à l'étable, comme celles du Mont-d'Or, en conclut qu'on pourrait à plus forte raison soumettre le gros bétail au même régime, inséra son opinion à ce sujet dans le *Théâtre d'agr. d'*Olivier de Serres, *in-4.°*, *tom.* I.er; en 1808, dans les *Annales de l'agric. française*, *tom.* 34 *de la* 1.re *série;* puis encore, en

1821, dans le *Compte-rendu des travaux de la Société royale d'agriculture* de Lyon, pag. 145 et suiv.

(2) Nul cultivateur de bon sens ne croira que les excrémens déposés sur les pâturages sont un *engrais tout transporté*. Il y est presqu'entièrement perdu ; parce que, desseché par le soleil, lavé par la pluie, et en trop petite quantité, il ne peut acquérir les qualités de bon engrais ; puis, étant disséminé en petites parcelles à grandes distances, son peu d'action devient inutile, et les vents en emportent les émanations gazeuses fertilisantes.

(3) L'augmentation du fumier acquerra une plus grande importance si l'on en prépare l'engrais liquide connu dans la Suisse française sous le nom de *Lizieu*, et en Allemagne sous celui de *Gülle*. Cet engrais ne sera lui-même employé avec tout l'avantage possible, qu'en le faisant servir à l'arrosement des plantes sarclées ; et comme cette culture ne peut être admise dans beaucoup de sols, il faut, ainsi qu'il a été dit, une coordonnance dans toutes les opérations dont se compose un système agricole, pour qu'il produise tout le profit qu'on peut en attendre.

L'emploi des engrais liquides pour l'arrosement des plantes est connu de tous les jardiniers. C'est un usage établi dès long-temps dans l'agriculture flamande. Les Anglais emploient aussi les engrais liquides, mais principalement pour la fabrication des *composts*.

Le *lizieu* est un engrais liquide formé avec les excrémens du gros bétail, déposés à mesure dans une fosse avec addition d'environ le double d'eau. On agite et on laisse fermenter ; puis on introduit dans un réservoir avec addition nouvelle d'eau ; on agite, et l'on attend que la fermentation soit bien établie. Les additions d'eau se répètent trois ou quatre fois. L'essentiel est qu'à chaque nouvelle addition succède une nouvelle fermentation.

Toute la Suisse allemande emploie ce moyen de fertilisation; mais c'est dans les cantons d'Argovie, de Berne et de Zurich qu'il faut en étudier l'emploi et en admirer le prodigieux effet. L'usage principal est pour les plantes sarclées, puis pour les trèfles, ensuite pour les céréales et même pour les prés-gazons. C'est un des agens les plus actifs de l'agriculture; mais son action ne s'étend pas au-delà d'une année : aussi son emploi le plus avantageux est-il pour les plantes dont l'accroissement est le plus rapide. On ne doit l'employer sur les prairies que pendant l'hiver, pour qu'il ne communique pas au fourrage une qualité qui le ferait dédaigner par le bétail, et qui nuirait à la qualité du lait.

Un siècle s'est écoulé depuis qu'un paysan de Zurich, dont le nom est inconnu, a trouvé la préparation de cet engrais. « Il n'y a pas cinquante ans, » écrivait Tschiffeli en 1773, que cet homme ouvrit » par cette découverte la source de son bien-être et » de celui de toute la contrée qu'il habitait, bien-être » qui s'augmente visiblement tous les jours.... Par ce » moyen, on peut se procurer sans beaucoup de peine » et de frais presque le double de fumier, avec le » même nombre de bestiaux, qu'on n'en peut avoir » par aucune des méthodes usitées. Je dis le double » relativement à son effet; car, par rapport à la quantité, cela peut aller au triple. »

(4) « Tous ceux qui connaissent cette méthode » conviennent qu'on peut entretenir quatre bêtes de

» l'herbe d'un terrain maigre qui, s'il était pâturé, » pourrait à peine suffire à la nourriture de trois. Si » le terrain était riche, la proportion, comme on le » sent, serait beaucoup plus forte. » (*ibid.*)

(5) Tschiffeli estime, d'après des expériences comparatives, que la différence est d'un trentième en faveur du vert. Crud se contente de dire : « Dans les » expériences que j'ai fait faire, j'ai constamment en » effet une épargne dans cette dernière manière (en » vert) de consommer. » (*Économie de l'agriculture*, § 312.)

Estimer ce qu'il faut de fourrages secs pour nourrir une vache pendant vingt-quatre heures, connaître la quantité d'herbe qu'elle mange pendant le même temps, puis faner une égale quantité de la même herbe et la peser après dessication, tel est le procédé qu'ont suivi les expérimentateurs. Ce moyen a l'avantage d'être facile et expéditif; mais les erreurs sur les petites quantités se cumulent en les multipliant, tandis que les erreurs commises sur une grande masse, se subdivisent en fractions peu importantes. Quoiqu'il en soit, j'ai cherché à connaître la différence de valeur du *vert* et du *sec*, en suivant une marche toute contraire.

Neuf vaches laitières ont été nourries pendant 150 jours par le produit d'un hectare quatre-vingt-treize ares, dont les deux tiers en trèfle, et l'autre tiers en luzerne. Le produit en foin aurait été de ℔ 38,250 de seize onces, soit kilog. 19,125; ce qui donne ℔ 28 1/3, soit kilog. 14 1/6 par jour, pour chaque vache.

Je fournirai ce compte en détail d'après les mesures locales :

La *pose*, mesure agraire, est de 400 toises de 8

pieds de France (réduction exacte, *ares* 27, *mètres* 01, D. M. 32, C. M. 80). La ᵗᵗ est de 18 onces de marc.

Sept poses et demie dont :

5 en trèfle, qui auraient fourni en foin :

| | | | |
|---|---|---|---|
| 1.re coupe à 20 quintaux par pose | = ᵗᵗ | 10,000 | 19,000 |
| 2.e coupe à 18 quintaux | = ᵗᵗ | 9,500 | |

2 1/2 en luzerne, qui auraient fourni en foin.

| | | | |
|---|---|---|---|
| 1.re coupe à 18 quintaux | = ᵗᵗ | 4,5 0 | 15,000 |
| 2.e coupe à 18 quintaux | = ᵗᵗ | 4,000 | |
| 3.e coupe à 14 quintaux | = ᵗᵗ | 3,500 | |
| 4.e coupe à 10 quintaux | = ᵗᵗ | 2,500 | |
| | | Total. | ᵗᵗ 34,000 |

Ces ᵗᵗ 34,000 divisées par 150, qui le sont ensuite par 9, donnent par jour pour chaque vache ᵗᵗ 25 et deux onces.

Cette expérience a été faite avec des vaches de la race suisse de taille moyenne. D'autres expériences, faites il y a plusieurs années, et qui ont obtenu quelque publicité, mais que je dois taire pour garder l'anonime, m'ont prouvé qu'une vache suisse de taille ordinaire, donnant du lait, exigeait au moins trente livres de foin par jour, pour être nourrie convenablement, je veux dire avec le plus de bénéfice.

Il résulte de ces calculs qu'il y a un sixième de bénéfice à faire consommer en vert.

L'estimation des produits présumés en foin approche de l'exactitude, parce qu'il se vend dans le pays beaucoup de foin livré à la récolte et pesé aux poids publics : d'où résulte l'habitude d'estimer sans faire de grandes erreurs, quel sera le produit par *pose* de telle ou telle prairie, visitée à l'époque de la fenaison.

On lit dans l'*Économie de l'agric.*, par M Crud : « Chez les vaches, 24 ⁺⁺ paraissent la quantité de foin » qui suffit ordinairement à une bête de taille moyenne, » et j'ai vu des troupeaux dirigés sans économie, dans » lesquels chaque bête consommait 38 ⁺⁺ et plus de » foin par jour. » (§ 509.) Si l'on prend en considération qu'il s'agit ici d'*entretenir un troupeau avec économie*, au moyen de 24 ⁺⁺, on se persuadera facilement que ⁺⁺ 30 ne sont pas une forte estimation pour *bien nourrir une vache laitière;* car il ne suffit pas d'entretenir les vaches de rente, il faut *bien les nourrir*, pour qu'elles soient productives. Et si cette vérité avait besoin d'une autorité, je citerais Thaër : « Le cultivateur, dit-il, ne retire du profit que de » cette partie de nourriture que les bêtes consomment » réellement en sus de ce qui est nécessaire pour » leur conserver la vie et le bien-être. »

(6) Ce n'est pas ici le lieu d'examiner si l'instinct est un mot dont le sens soit bien déterminé, dont la signification soit précise; ou si cette expression n'est qu'une erreur métaphysique de l'orgueil de l'espèce humaine. Je l'adopterai comme expression usitée.

Il est certain que ce sentiment, ce guide, cette raison innée, est souvent en défaut chez les animaux domestiques; soit que la domesticité l'ait affaibli, soit qu'un peu d'appétit ait sur leur volonté une plus grande influence que l'instinct, soit qu'il agisse utilement quelquefois, et que souvent il ne soit qu'une sentinelle endormie.

*Cicutâ vacca moritur.* (Lin. *Pan Suecus.*) On apporta à Linné, au printemps de 1744, des racines dépouillées de leur épiderme, que la mer avait jetées sur le rivage, où trois grands bœufs en mangèrent et en moururent promptement. Il reconnut que c'étaient des racines de ciguë, *cicuta virosa* (*Flora suecica*).

Le même (*Flora Laponica*) parle d'une épizootie qui sévit sur le gros bétail à Tornao, et qui le faisait périr par centaines. Elle fut attribuée à la même ciguë que ces animaux broutaient au printemps qui suivit un hiver dont la longueur avait rendu les fourrages très-rares.

L'auteur du *Poème des plantes* a peut-être généralisé cette observation dans les vers suivans:

La génisse, au retour de la belle saison,
Ne peut, sous la rosée et dans l'herbe menue,
Distinguer à l'odeur l'infidèle ciguë.
Elle meurt.

Mais les poètes sont, en pareille matière, une faible autorité.

Haller dit que les vaches refusent la grande ciguë, *conium maculatum*. Bulliard (*Histoire des plantes vénéneuses de la France*) le répète; et il ajoute que M. Darly lui avait assuré avoir perdu deux jeunes chevaux qui avaient brouté cette plante. Vicat (*Hist. des plantes vénéneuses de la Suisse*) dit que les chèvres et les moutons la mangent impunément. Le professeur vétérinaire Rainard, ne trouvant que des contradictions dans les ouvrages où sont consignés les effets de la ciguë chez les animaux, s'est livré à quelques expériences sur ce sujet, publiées en 1814. Comme elles étaient surtout médicales, il est probable qu'il a employé la ciguë de Storck, *conium maculatum*. — Un mouton la refusait après un jeûne de deux jours, et n'en prenait que quelques bouchées, quoique n'ayant pas d'autre nourriture pendant les cinq jours suivans. La quantité qu'il en mangea pendant six jours fut estimée à deux kilogrammes. Il n'en fut pas incommodé.

Rabelais a signalé la ciguë comme funeste aux oisons. (Pantagruel. L. III. c. I. I.)

— Il est avéré que le gros bétail mange le *sinapis arvensis*, qui lui procure des indigestions avec gastro-entérite et tympanite. Cette plante est encore nuisible aux chevaux; elle leur procure entr'autres le ptyalisme, soit salivation abondante.

— On lit dans Bulliard, *loco citato*, que le *ranunculus sceleratus* cause souvent la mort aux moutons qui broutent cette plante mélangée avec d'autres. Il est plus affirmatif quant au *ranunculus flammula* : « On a des milliers d'exemples que des troupeaux » entiers ont péri pour avoir brouté au printemps de » l'herbe où cette plante était commune, et où elle » ne faisait que pointiller. »

J'ai vu, au printemps de 1832, deux vaches, assez bien entretenues, mourir l'une au second jour, et l'autre au troisième, pour avoir mangé une ration d'herbe, où l'on avait mêlé un tiers environ de feuilles du *colchicum autumnale*. La cause de la mort fut constatée par un procès-verbal.

Les effets désastreux du *ranunculus arvensis* sur les troupeaux à laine ont été publiés dans un ouvrage qui est connu de tous ceux qui s'occupent d'hygiène vétérinaire.

Un troupeau de mérinos se météorisait assez promptement quand il allait pâturer sur certains champs. J'observai avec d'autant plus d'attention qu'il m'appartenait. Cet accident avait pour cause le *ranunculus repens*, qui était assez abondant, et prédominait en raison de sa précocité.

— Il n'est pas rare, dit Bulliard, de voir le bétail

s'empoisonner avec *l'anemone nemorosa* et *l'anemone sylvestris*, s'il en broute les jeunes plantes. Au nombre des symptômes qu'il énumère sont les tremblemens, les hoquets, la diarrhée, le pissement de sang. Vicat ne signale que *l'anemone ranunculoïdes* : « Lorsque » les bœufs paissent dans les pâturages qu'ils ne con» naissent pas, et qu'ils en mangent, elle leur cause » le pissement de sang et des hémorragies par le » fondement. »

— Quand les bovines pâturent dans les broussailles ou dans les taillis, elles en broutent les pousses nouvelles, ce qui leur fait pisser le sang. Chabert a décrit une autre maladie sous la dénomination de *mal de brout*, *maladie des bois.*

— Des chevaux, attachés près d'un if, en mangèrent le bout des branches. C'est, pour ces animaux, un narcotique dont les effets sont mortels et l'action prompte.

Les cochons mangent volontiers les fruits du *melia azedarah* qui les empoisonnent.

La nourriture à l'étable met les animaux à l'abri de ces erreurs de l'instinct dont il serait facile de multiplier les exemples.

(7) Je citerai encore le classique Tschiffeli : « J'ai » acheté des vaches de la petite espèce pour 18 à 20 » écus (de L. S. 4, soit 5 fr. 80), à la fleur de leur » âge, dont la postérité à la seconde génération a été » vendue plus d'une fois 36 à 40 écus la pièce, à l'âge » de deux ans ; mais ces bêtes n'avaient jamais été » sur les pâturages, elles avaient été nourries à » l'étable. » (*Loco citato*)

(8) Le cultivateur qui voudrait exiger des vaches autant de travail que des bœufs, qui croirait pouvoir

les soumettre à beaucoup de peines, et obtenir les mêmes produits en lait, ce cultivateur aurait peu de bon sens; mais si l'on pose pour principe que les vaches n'ont que les deux tiers de la force du bœuf; que pendant les deux ou trois mois de gestation, et celui qui suit le vêlage, il ne faut que peu ou point les atteler; on assignera aux vaches leur valeur comme puissance motrice et comme bêtes d'attelage. Si l'on a la précaution de ne jamais leur imposer une résistance qui exige tout l'emploi de leurs forces; si la plus longue durée du travail n'est que trois heures, en une seule fois par jour; si la dépense de vie par le travail est compensée par une meilleure nourriture, le travail sera un bénéfice presque net: car la quantité du lait n'en sera pas diminuée, et la qualité peu ou point altérée; mais si elles travaillent pendant la moitié de la journée, ou plus, le lait diminue d'un tiers ou de moitié, malgré la bonne nourriture; il est bleuâtre, presque sans crême, moins aromatique, se gâte facilement; le fromage surtout est de qualité très-inférieure. J'ai observé que les vaches ne demandent guères le taureau quand elles travaillent beaucoup; cet inconvénient mérite d'être signalé.

Les vaches sont plus douces et se dressent plus facilement que les bœufs. Lorsque l'état de gestation ou celui de plénitude des mamelles ne gêne pas leur marche, elles sont préférables pour les charriages; leur allure étant plus vite, s'allie assez bien au pas des chevaux pour faire des attelages mixtes.

Celui qui a vécu à la campagne, qui a connu le petit propriétaire d'une, deux, ou trois vaches, cultivant son étroit patrimoine sans posséder d'attelage, peut apprécier quels grands avantages résulteront de l'emploi des vaches pour la récolte des foins, des moissons, pour les petits charriages, etc. Le système d'association procurerait des forces surabondantes de labourage à cette classe de cultivateurs, nombreux, laborieux, et éminemment productive.

Quant aux fermes de moyenne grandeur, l'attelage des vaches présente de grands bénéfices; un exemple le démontrera : la force moyenne des vaches a été estimée aux deux tiers de celle des bœufs. C'est dans cette proportion qu'on emploie des vaches en Alsace. On lit dans la description de l'agriculture de ce pays par Schwertz, qu'à *Vinden*, *Fruchtershein* et à *Schwindratshein*, on cultive trente arpens avec une seule paire de bœufs, et quinze, même vingt arpens, avec deux vaches (*Bibl. Brit.*, *partie agric.*, t. XX, p. 177). Il résulte d'une moyenne du bétail des cinq cantons suisses qui possèdent les plus belles races, Schwitz, Fribourg, Lucerne, Berne, Argovie, que les bœufs sont du poids de ℔ 750, et les vaches de ℔ 490, poids de dix-huit onces. Chaque canton offre des différences entre la proportion du poids des vaches et de celui des bœufs. L'estimation a été faite sur des bêtes grasses. Ces exemples établissent une différence d'un tiers en moins pour les vaches, tant en force qu'en pesanteur. Supposons, d'après cela, un cultivateur dont le train serait de huit vaches, quatre bœufs et deux chevaux : qu'il supprime ses bœufs et les remplace par quatre vaches, il aura douze vaches, dont la force équivaudra à celle de huit bœufs. Mais comme les vaches ne seront attelées que trois heures au plus, tandis que les bœufs travailleront pendant six à sept heures par jour, les vaches ne fourniront qu'autant d'heures de travail que les bœufs, et compenseront par le plus de vitesse le septième de différence, au plus, qui reste en faveur de ceux-ci. Le chaumage des bœufs pendant l'hiver équivaut aux trois mois de repos qu'exigent les derniers temps de gestation et les premiers de lactescence. En adoptant l'attelage des vaches, ce fermier aura, sans dépense de fourrage, augmenté d'un tiers les produits de sa laiterie. Il y trouvera encore un grand et précieux avantage, celui de multiplier au besoin ses moyens de transport : quatre bœufs charrient avec deux chars ; douze vaches charrient avec six. Tout cultivateur peut apprécier combien vaut cet avantage, aux temps des foins, de la moisson, et du charriage des engrais.

Ces considérations sont facilement applicables à la grande culture.

(9) Le climat de Lyon permettrait facilement d'obtenir du même champ, dans la même année, une récolte de trèfle incarnat, une de pomme-de-terre d'espèce précoce, puis ensemencement en blé d'automne.

(10) La pomme-de-terre doit être cultivée de préférence à toutes les racines, au moins dans l'intérêt général. Elle est plus nutritive qu'aucune autre. Donnée crue, avec modération, cent livres équivalent à cinquante et jusqu'à soixante livres de foin. La pomme-de-terre, admise comme fourrage dans le système d'assolement, se transforme dans les années ordinaires en viande, en graisse, en produits animaux ; mais viennent des temps moins heureux, la plus grande quantité de bétail que sa culture avait permis d'entretenir sera abattue pour viande, puis le fourrage-racine qui était destiné à ces animaux deviendra pour les hommes un aliment salubre, nour-

rissant, qui satisfait l'appétit et le goût, même sans aucun assaisonnement.

(11) On devrait cultiver le *Robinia pseudo-acacia* en taillis rez-terre : « Les feuilles fraîches ou sèches, » ainsi que les jeunes pousses sont un excellent » fourrage pour les chèvres ainsi que pour tous les » bestiaux ; elles donnent beaucoup de lait aux » vaches, et cette nourriture est pour elles plus » succulente que celle du trèfle, du sainfoin et » de la luzerne. » ( Du Four, *nouv. Dict. d'hist. natur.* ). Les feuilles et les jeunes pousses du *cytisus alpinus* et *laburnum* sont-elles dangereuses pour le gros bétail ? Aucun arbre ne serait plus avantageux en taillis. Ses semis donnent en une année des jets de cinq pieds, dont le tissu est mangeable jusqu'à la fin de l'été, dont l'écorce est épaisse, et qui sont garnis de feuilles. Les feuilles sèches du *populus nigra* donnent aux chevaux, qui les aiment beaucoup, un poil luisant. Le professeur vétérinaire Grognier a publié le parti avantageux que les habitans du Mont-d'Or tirent des feuilles et des pampres de vigne.

## COMPLÉMENT.

*

La stabulation permanente ne doit pas exclure toute espèce d'exercice. L'emploi modéré des vaches, comme bêtes de trait, en est un correctif utile. A défaut de ce moyen, il faut abreuver dehors. Parcourir deux fois par jour quelques toises de distance, pour aller à l'abreuvoir, est, pour les vaches, un exercice qui suffit à leur santé. Si, pendant la belle saison, on leur faisait traverser chaque jour un ruisseau ou une petite pièce d'eau, pour humecter leurs sabots, leur rafraîchir et nettoyer les pieds, on réunirait toutes les précautions utiles. Le pâturage dans les prés-gazons, après la coupe des regains, est fort utile à la santé, à la force des vaches stabulantes; elles s'y retrempent, si l'on veut me permettre l'expression.

*Parcite, si tenui præconia diximus ore.*

FIN.

www.ingramcontent.com/pod-product-compliance
Ingram Content Group UK Ltd.
Pitfield, Milton Keynes, MK11 3LW, UK
UKHW021013180726
13838UKWH00004B/1538

9 782329 437446